BEI GRIN MACHT SICH IHR WISSEN BEZAHLT

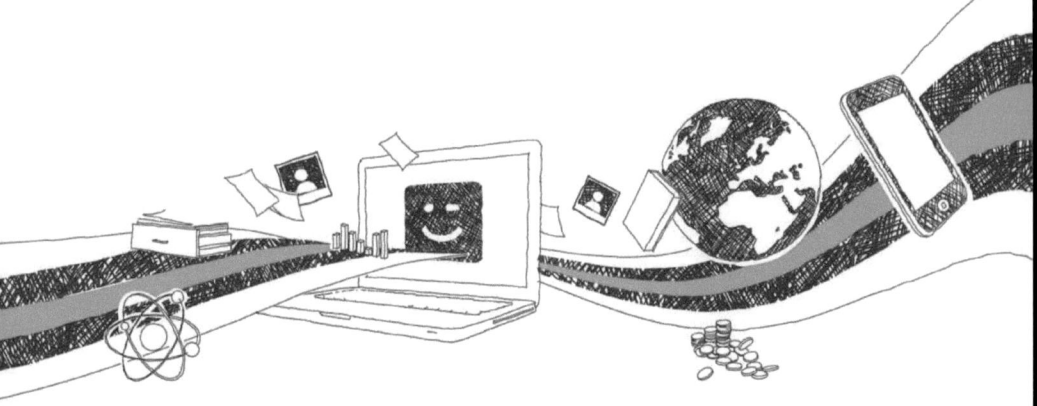

- Wir veröffentlichen Ihre Hausarbeit, Bachelor- und Masterarbeit

- Ihr eigenes eBook und Buch - weltweit in allen wichtigen Shops

- Verdienen Sie an jedem Verkauf

Jetzt bei www.GRIN.com hochladen und kostenlos publizieren

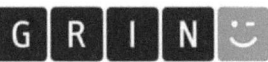

Arne Warth

Implementierung von internem Marketing zur Entwicklung und Aufrechterhaltung einer Servicekultur in medizinisch-diagnostischen Versorgungseinrichtungen

GRIN Verlag

Bibliografische Information der Deutschen Nationalbibliothek:

Die Deutsche Bibliothek verzeichnet diese Publikation in der Deutschen National-
bibliografie; detaillierte bibliografische Daten sind im Internet über http://dnb.d-
nb.de/ abrufbar.

Dieses Werk sowie alle darin enthaltenen einzelnen Beiträge und Abbildungen
sind urheberrechtlich geschützt. Jede Verwertung, die nicht ausdrücklich vom
Urheberrechtsschutz zugelassen ist, bedarf der vorherigen Zustimmung des Verla-
ges. Das gilt insbesondere für Vervielfältigungen, Bearbeitungen, Übersetzungen,
Mikroverfilmungen, Auswertungen durch Datenbanken und für die Einspeicherung
und Verarbeitung in elektronische Systeme. Alle Rechte, auch die des auszugsweisen
Nachdrucks, der fotomechanischen Wiedergabe (einschließlich Mikrokopie) sowie
der Auswertung durch Datenbanken oder ähnliche Einrichtungen, vorbehalten.

Impressum:

Copyright © 2010 GRIN Verlag, Open Publishing GmbH
Druck und Bindung: Books on Demand GmbH, Norderstedt Germany
ISBN: 978-3-640-74848-8

Dieses Buch bei GRIN:

http://www.grin.com/de/e-book/158728/implementierung-von-internem-marketing-
zur-entwicklung-und-aufrechterhaltung

GRIN - Your knowledge has value

Der GRIN Verlag publiziert seit 1998 wissenschaftliche Arbeiten von Studenten, Hochschullehrern und anderen Akademikern als eBook und gedrucktes Buch. Die Verlagswebsite www.grin.com ist die ideale Plattform zur Veröffentlichung von Hausarbeiten, Abschlussarbeiten, wissenschaftlichen Aufsätzen, Dissertationen und Fachbüchern.

Besuchen Sie uns im Internet:

http://www.grin.com/

http://www.facebook.com/grincom

http://www.twitter.com/grin_com

Implementierung von internem Marketing zur Entwicklung und Aufrechterhaltung einer Servicekultur in medizinisch-diagnostischen Versorgungseinrichtungen

Inhaltsverzeichnis

Abbildungsverzeichnis

1. Einleitung

Der zunehmende Wettbewerbs- und Kostendruck im deutschen Gesundheitssystem in einem Umfeld stetiger politischer Regulierung [1] stellt an leitende Mediziner nicht nur betriebswirtschaftliche Anforderungen sondern erfordert in zunehmendem Maße auch Kenntnisse von Managementtechniken, um medizinische Versorgungseinrichtungen erfolgreich betreiben zu können. Da medizinische Leistungen in der Regel einer Dienstleitung entsprechen, sind in diesem Kontext insbesondere Kenntnisse und Techniken des Dienstleitungsmanagements von Relevanz. Im Spannungsfeld des heutigen Gesundheitswesens in Deutschland müssen moderne Versorgungseinrichtungen aber nicht nur ihrer ökonomischen und unternehmerischen Verantwortung gerecht werden, sondern ihren Fokus insbesondere auch auf eine qualitativ hochwertige Versorgung ihrer Patienten richten[2]. Zwischen Kosteneffizienz, Prozessoptimierung und Zielgruppenmanagement wird aber häufig ein wesentlicher Faktor für die erfolgreiche Führung einer medizinischen Versorgungseinrichtung übersehen: die eigenen Mitarbeiter. Seit vielen Jahren ist bekannt, dass interne Kommunikation ein hervorragendes Instrument ist, um Arbeitsabläufe zu verbessern, Mitarbeiter zu motivieren und dadurch über eine interne Stabilisierung und Optimierung von Prozessen auch eine verbesserte Außenwirkung zu erreichen. Da die positive Außenwirkung einer medizinischen Versorgungseinrichtung letztes Endes über die Zahl der Patienten entscheidet, welche die Einrichtung nutzen [3], liegt in der Fokussierung auf die eigenen Mitarbeiter, z.B. durch internes Marketing, ein gewichtiger und häufig noch unzureichend genutzter Faktor, um den gegenwärtigen und zukünftigen Herausforderungen im Gesundheitswesen angemessen zu begegnen.

Im Rahmen der vorliegenden Arbeit soll die theoretische Implementierung des internen Marketingkonzeptes am Beispiel einer medizinisch-diagnostischen Versorgungseinrichtung erfolgen. Neben der Analyse von Möglichkeiten und Grenzen in der Ausgestaltung der Maßnahmen liegt der Schwerpunkt hierbei auf der Entwicklung eines Projektstruktur- und Projektablaufplans.

---

[1] Vgl. Warth, A., 2009
[2] Vgl. Warth, A., 2010a
[3] Vgl. Ennker, J. / Pietrowski, D., 2009

2.   Theoretische Grundlagen und Begriffsdefinitionen

Im folgenden Abschnitt werden die für das Verständnis des Anwendungs- und Diskussionsteils notwendigen Begriffe definiert, als auch Grundlagen zur Struktur und Funktion von medizinisch-diagnostischen Versorgungseinrichtungen allgemein, im Speziellen eines Instituts für Pathologie, umrissen.

2.1 Internes Marketing

Der Informationsfluss in Gesundheitseinrichtungen ist häufig (ausschließlich) vertikal (vgl. Abbildung 1). Bei zunehmender Bedeutung einer ökonomischen Sichtweise und der Kenntnis von Managementtechniken im Gesundheitswesen lohnt daher bei der Suche nach Optimierungsmöglichkeiten der Blick in andere Disziplinen. Während in Wirtschaftsunternehmen über Jahrzehnte hinweg eine funktionale Sichtweise dominierte, wurde in den letzten Jahren zunehmend erkannt, dass man sich innerhalb von bestehendem Wettbewerb weniger über die Produkte und Dienstleistungen als viel mehr über die Art und Weise der Leistungserstellung bzw. die Interaktion mit dem Kunden profilieren kann. Für Gesundheitseinrichtungen bedeutet dies analog, dass man sich bei zunehmendem Wettbewerbsdruck nicht (nur) über die angebotenen Leistungen, sondern dauerhaft nur durch qualitativ hochwertige und zufriedenstellende Behandlungsabläufe und das Verhalten den Patienten gegenüber erfolgreich behaupten kann. Da jedoch diese Punkte nicht alleine durch z.B. technische Ausstattung, sondern im Wesentlichen durch die Mitarbeiter selbst geleistet werden, muss die Relevanz der Mitarbeiter zunächst erkannt und ihr Anteil an diesen Prozessen dann systematisch gefördert bzw. verbessert werden. Dies ist jedoch nur mit motivierten und zufriedenen Mitarbeitern zu erreichen. Es gilt also neben den Interessen der Patienten auch die Interessen der Mitarbeiter als leistungserbringende Instanz in den Fokus zu rücken [4], d.h., den Mitarbeiter selbst als internen Kunden zu betrachten und mit Marketingmaßnahmen entsprechend zu beeinflussen. Aus diesem Ansatzpunkt heraus entwickelte

---

[4] Vgl. Burgess, D. F., 1995. S. 60ff.

sich das Konzept des internen Marketings. Davon ausgehend haben sich im Verlauf drei Perspektiven auf dieses Managementinstrument entwickelt [5]:

2.1.1 Internes Marketing als Maxime

Die Grundhypothese des internen Marketings als Maxime geht davon aus, dass nur zufriedene Mitarbeiter auch zufriedene Kunden zur Folge haben und formuliert damit eine normative Aussage für die Personalpolitik. Demnach müssen alle Entscheidungen eines Unternehmens an den Bedürfnissen und der Zufriedenheit der Mitarbeiter ausgerichtet werden. Da dies jedoch in extremer Ausprägung zu einer Vernachlässigung externer Kundeninteressen (Patienteninteressen) führen könnte, kann internes Marketing als Maxime problematisch sein.

2.1.2 Internes Marketing als Methode

Bei diesem Ansatz wird versucht, externe Marketingbeziehungen und den externen Marketingmix auf interne Prozesse zu übertragen. Dabei geht man davon aus, dass eine grundsätzliche Ähnlichkeit externer und interner Märkte besteht und somit eine analoge Behandlung sinnvoll ist. Arbeitsplätze werden demnach als interne Produkte des Unternehmens begriffen, die es so zu gestalten gilt, dass die Mitarbeiter zufrieden und motiviert sind, die Anforderungen der Kunden (Patienten) zu erfüllen. In die interne Preispolitik fließen entsprechend die Kosten und Leistungen ein, die für den Mitarbeiter mit seinem Arbeitsplatz verbunden sind (entgangene Freizeit, Werbungskosten, Lohn und Gehalt etc.), als auch materielle und immaterielle Anreize wie Auszeichnungen, Aufwendungen oder Erträge, die für den Mitarbeiter mit dem internen Marketing verbunden sind. Ein weiterer wichtiger Punkt stellt schließlich die interne Kommunikationspolitik dar, um die gesetzten Ziele zu erreichen. Dies umfasst alle Maßnahmen, welche auf Kenntnisse, Einstellungen

---

[5] Vgl. Piercy, N. / Morgan, N., 1990. S.4f

und Verhaltensweisen von unternehmensinternen Kunden auf unterschiedlichen hierarchischen Ebenen einwirken.

2.1.3 Internes Marketing als Gestaltung von Austauschbeziehungen

Bei diesem Konzept des internen Marketings stehen die Analyse und die Veränderung interner und externer Prozesse im Vordergrund. Im Unterschied zum Ansatzpunkt des internen Marketings als Maxime stellen jedoch hierbei die Kunden (Patienten) den Ausgangspunkt der Unternehmenstätigkeit dar und die Mitarbeiterinteressen dominieren damit nicht zu stark. Die Zufriedenheit beider Interessengruppen bedingt sich bei dieser Sichtweise gegenseitig und wird als Kreislauf angesehen, der kontinuierlich aufrecht erhalten werden muss.

In Zusammenschau dieser drei Betrachtungsweisen des internen Marketings lässt sich festhalten, dass weder eine alleinige Fokussierung auf Mitarbeiter-interessen, noch auf Kundeninteressen zielführend ist. Vielmehr sollte internes Marketing ein Ansatz sein, welcher den interdependenten Interessen eines Unternehmens (medizinische Versorgungseinrichtung), seinen Mitarbeitern (Ärzte, Krankenschwestern, medizinisch-technische Angestellte, Verwaltung etc.) und den externen Kunden (Patienten) ausgewogen Rechnung trägt und sich auf die Prozessorientierung fokussiert. Internes Marketing ist demnach die systematische Optimierung unternehmensinterner Prozesse mit Instrumenten des Marketing- und Personalmanagements, um durch eine konsequente und gleichzeitige Kunden- und Mitarbeiterorientierung das Marketing als interne Denkhaltung einzusetzen, damit die marktgerichteten Unternehmensziele effizient erreich werden [6]. Basierend auf dieser Definition ergeben sich für den Ansatz des internen Marketings folgende Merkmale [7]:

1. Internes Marketing beinhaltet systematische Planungs- und Entscheidungsprozesse und muss als Managementprozess geplant, implementiert und kontrolliert werden. Dabei sind Ziele, Strategien und Einzelmaßnahmen des internen Marketings zu konkretisieren.

---

[6] Vgl. Stauss, B. / Schulze, H. S., 1990. S. 149ff.
[7] Vgl. Bruhn, M., 1999. S. 15ff.

2. Internes Marketing ist der Versuch, eine gleichzeitige und parallel verlaufende Kunden- und Mitarbeiterorientierung zu erreichen. Es gibt kein Primat eines betrieblichen Funktionsbereiches. Die wechselseitigen Prozesse müssen intensiv aufeinander abgestimmt werden. Bei allen Ziel-, Strategie- und Maßnahmenplanungen müssen die inhärenten Wechselbeziehungen berücksichtigt werden.

3. Internes Marketing ist nicht nur eine Unternehmensfunktion, sondern eine interne Denkhaltung. Marketing ist damit eine Unternehmensphilosophie, die von allen Führungskräften und Mitarbeitern getragen und intern sowie extern gelebt werden soll.

In der Gesamtsicht aller marketingrelevanter Beziehungen ergibt sich somit ein klassisches Dreieck (Abbildung 1).

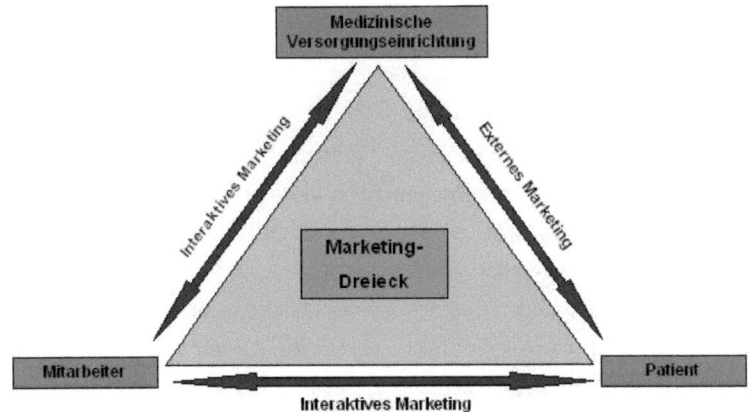

Abb. 1: Marketingbeziehungen einer medizinischen Versorgungseinrichtung. Für medizinisch-diagnostische Einrichtungen steht der Einsender stellvertretend für den Patienten (indirekte Beziehung von Institution und Mitarbeitern zu den Patienten).

2.1.4 Anlässe für internes Marketing

In der Literatur sind drei Situationen beschrieben, in denen internes Marketing prinzipiell erforderlich ist bzw. förderlich erscheint [8]:

1. Entwicklung einer Servicekultur.
2. Aufrechterhaltung einer Servicekultur.
3. Einführung neuer Produkte und Dienstleistungen sowie neuer Marketingkampagnen.

Neben diesen drei genannten Situationen wird weiter zwischen internen und externen sowie zwischen einmaligen und permanenten Anlässen für internes Marketing unterschieden [9]. Im Rahmen dieser Arbeit soll jedoch die Entwicklung und Aufrechterhaltung einer Servicekultur im Mittelpunkt stehen.

2.2 Aufgaben und Organisationsstruktur eines Instituts für Pathologie

Wie andere medizinisch-diagnostische Versorgungseinrichtungen auch (z. B. Einrichtungen mit Verwendung bildgebenden Verfahren wie die Radiologie; die Labormedizin) steht auch in der Pathologie die Dienstleistung in Form der Erstellung einer Diagnose im Vordergrund. Das Fach Pathologie wird in der öffentlichen Wahrnehmung häufig immer noch ausschließlich mit der Obduktionstätigkeit verbunden. Auch wenn Obduktionen nach wie vor von Bedeutung sind, ist diese Aufgabe mittlerweile stark in den Hintergrund getreten. Wichtigstes Aufgabenspektrum eines Pathologen ist heutzutage die zytologische, histologische, (immun-) histochemische und molekular-pathologische, ggf. auch ultrastrukturelle Analyse und Beurteilung von Zell- und Gewebematerial, welches im Rahmen von Operationen und diagnostischen Entnahmen am lebenden Patienten gewonnen wurde. Das Gewebe wird von den Einsendern (z.B. Chirurgen) in die Pathologie übersandt, dort makroskopisch beurteilt, repräsentativ aufgearbeitet und mikroskopisch beurteilt. Abschließend wird die Diagnose wieder an den Einsender übermittelt.

---

[8] Vgl. Bruhn, M., 1999. S. 45ff.
[9] Vgl. Bruhn, M., 1999. S. 15ff.

Der Einsender wertet die Diagnose im Kontext andere klinischer oder diagnostischer Befunde und kommuniziert diese schließlich dem Patienten. Im Rahmen dieser diagnostischen Aufgaben, jedoch auch durch regelmäßig stattfindende klinisch-pathologische Konferenzen, arbeitet ein Institut für Pathologie mit nahezu allen klinischen Fachrichtungen zusammen. Weiter hat ein Institut für Pathologie eine wichtige Funktion in der klinischen Qualitätssicherung. So steht z.B. jeder pathologische Befund im Zusammenhang aller klinischen Befunde und hinterfragt diese bzw. wird selbst durch diese hinterfragt. Eine Obduktion bietet die Möglichkeit, klinische Diagnosen und Behandlungsabläufe abschließend zu hinterfragen. Pathologen sind zudem regelmäßig in die Erstellung fachübergreifender Leitlinien und standardisierte Prozessabläufe innerhalb eines medizinischen Versorgungszentrums involviert. Eine typische Organisationsstruktur eines Instituts für Pathologie ist in Abbildung 2 dargestellt.

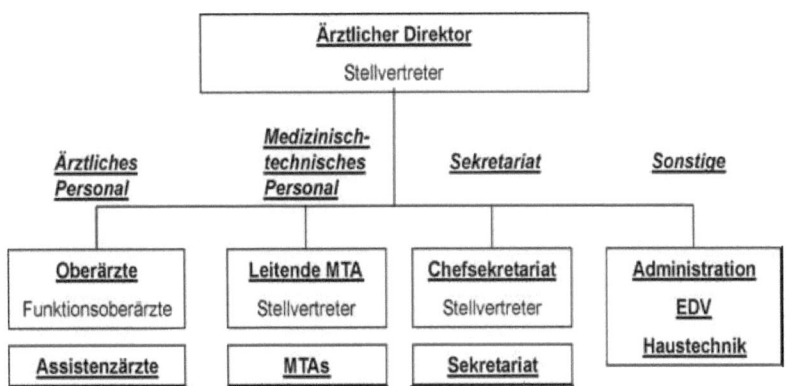

Abb. 2: Organisatorische Gliederung eines Instituts für Pathologie (Quelle: Warth, A., 2010b. S. 5).

3. Implementierung von internem Marketing in einer medizinisch-diagnostischen Versorgungseinrichtung

Im folgenden Abschnitt soll die theoretische Implementierung des internen Marketingkonzeptes am Beispiel eines Instituts für Pathologie erfolgen. Das Ziel soll hierbei die Entwicklung und Aufrechterhaltung einer Servicekultur gegenüber den Einsendern sein. Neben einer allgemeinen Umsetzung des Konzeptes liegen die Schwerpunkte bei einer praktikablen Strukturierung, der Entwicklung eines Projektstrukturplans und eines Projektablaufplans unter Berücksichtigung sinnvoller Meilensteine.

3.1 Internes Marketing in einer medizinisch-diagnostischen Versorgungseinrichtung: Anlässe und Besonderheiten

Die weiter oben aufgeführten Anlässe für die Implementierung von internem Marketing sind im Wesentlichen direkt auf ein Institut für Pathologie übertragbar. Die Erstellung einer pathologischen Diagnose als Dienstleistung für den entsprechenden Einsender erfordert innerhalb der Einrichtung eine Servicekultur, die entwickelt und aufrecht erhalten werden muss. Auch die Etablierung neuer diagnostischer Methoden (Dienstleistungen), welche dem Einsender neue Diagnose- und damit Therapieoptionen bieten, entsprechen einem Anlass für die Implementierung eines internen Marketings. Die grundlegenden Anforderungen für internes Marketing sind somit in einer medizinisch-diagnostischen Versorgungseinrichtung gegeben. Als Besonderheit ist dabei zu berücksichtigen, dass die primären Kunden die Einsender (ärztliche Kollegen) und damit nur indirekt die Patienten sind. Bezüglich der Kundenorientierung muss der Fokus demnach auf den Wünschen und Bedürfnissen der Einsender liegen. Da meist auch keine unmittelbare Interaktion zwischen Pathologe und Einsender besteht, sondern eine indirekte Kommunikation durch die schriftliche Übermittlung klinischer Informationen und Angaben zum eingesendeten Gewebe einerseits und einer schriftlichen Diagnose andererseits erfolgt, liegt hier eine weitere Besonderheit vor. Dadurch muss weniger Wert auf das direkte, interaktive Verhalten der Mitarbeiter gegenüber den Einsendern gelegt werden. Auf der anderen Seite erschwert die kaum vorhandene Interaktion und Kommunikation mit dem Einsender aber die

Erfassung der Einsenderinteressen und damit eine Berücksichtigung bei der Strukturierung und Optimierung entsprechender interner Prozesse. Die Einsenderanforderungen müssen daher gezielt und systematisch erfragt sowie intern prozessorientiert reflektiert werden. Im Wesentlichen betrifft dies sicherlich eine schnelle, inhaltlich korrekte und qualitativ hochwertige Diagnose, da sich daraus häufig alle weiteren therapeutischen Schritte ableiten. Daneben wird aber jeder Einsender spezifische Interessen und Wünsche haben, die sich aus seinem persönlichen Umfeld und seinen Erfahrungen ergeben. Nicht zuletzt hat jeder Einsender auch ökonomische Interessen, da er die Kosten der pathologischen Diagnoseerstellung zumindest innerhalb einer Versorgungseinrichtung aus dem eigenen Budget finanzieren muss und nur im Rahmen der Kostenerstattung auf der Basis der „diagnosis related groups (DRG)" durch die Krankenkassen rückerstattet bekommt.

3.2 Implementierung von internem Marketing zur Entwicklung und Aufrechterhaltung einer Servicekultur in einer medizinisch-diagnostischen Versorgungseinrichtung: Projektstrukturplan

Das Konzept des internen Marketings lässt sich nicht in einem einzigen Schritt in ein Unternehmen einführen, sondern erfordert eine umfangreiche Planungsphase. Hierbei empfiehlt sich die Erstellung eines Projektstrukturplans, welcher die Gliederung des Projektes in plan- und kontrollierbare Teilaufgaben umfasst. Der Planungsprozess einer innengerichteten Perspektive sollte einige Punkte berücksichtigen [10], welche im folgenden Abschnitt jeweils direkt auf ein typisches Institut für Pathologie übertragen werden.

3.2.1 Interne und externe Situationsanalyse

Eine interne und externe Situationsanalyse ist der Ausgangspunkt für die Implementierung von internem Marketing. Im Ergebnis muss sich ein klares Bild der eigenen Stärken und Schwächen abzeichnen. Weiter müssen interne und

---

[10] Vgl. Piercy, N. / Morgan, N., 1990. S. 4ff.

externe Chancen und Risiken im Hinblick auf die Kunden- und Mitarbeiter erfasst werden [11].

Für ein Institut für Pathologie bedeutet dies sich zunächst klar zu machen, was mit den gegebenen Strukturen, Mitarbeitern und der Ausstattung prinzipiell für diagnostische Leistungen angeboten werden können (Methodenspektrum, Qualität und Quantität), wobei neben ökonomischen Gesichtpunkten auch mögliche Interessen und Wünsche der eigenen Mitarbeiter bereits zu diesem Zeitpunkt Berücksichtigung finden sollten. Im nächsten Schritt erfolgt eine umfassende Umfeldanalyse. Diese beinhaltet primär die Anzahl und die Struktur potentieller Einsender inklusive deren Anforderungen und Wünsche an die pathologische Diagnostik. Die Einsenderinteressen sind mit den eigenen Möglichkeiten abzugleichen und ggf. in Kongruenz zu bringen, wobei eine Kosten-Nutzen-Analyse der angebotenen diagnostischen Leistung berücksichtigt werden muss. D.h., nicht jeder Wunsch eines Einsenders muss unter ökonomischen Gesichtspunkten auch lohnend sein und sollte daher im Gesamtkontext der Beziehungen zum jeweiligen Einsender betrachtet werden. Denn nur zufriedene Einsender ermöglichen dauerhaften Erfolg. Weiter muss eine Umfeldanalyse bezüglich möglicher Mitbewerber und deren vorhandenes und potentiell erreichbares diagnostisches Leistungsspektrum erfolgen. Schließlich sollten noch allgemeine Informationen zu zukünftigen Entwicklungen im Gesundheitssystem eingeholt werden. Neben politischen sind hier auch insbesondere gesellschaftliche Entwicklungen wie z.B. der prognostizierte demografische Wandel zu beachten [12]. Bei steigenden Zahlen älterer Menschen in der Gesellschaft ist auch mit steigenden Zahlen kranker Menschen und konsequenterweise mit höheren Einsendezahlen zu rechnen, was in der mittel- und langfristigen Planung entsprechend berücksichtigt werden muss. Erst in Zusammenschau all dieser Informationen ergibt sich ein vollständiges Bild der Verhältnisse, Chancen und Risiken, auf welchem die weitere Strategie aufgebaut werden kann.

Als Basis einer vollständigen und strukturierten Erfassung aller interner und externer Prozesse in einem Institut für Pathologie und ihrer Beziehungen zueinander eignet sich vorab ggf. die Etablierung eines integrierten

---

[11] Vgl. Bea, F. X. / Scheurer, S. / Hesselmann, S., 2008. S. 92ff.
[12] Vgl. Warth, A., 2009

Managementsystems, z. B. in Form des St. Galler Management-Konzepts und / oder eines Qualitätsmanagementsystems [13].

3.2.2 Zielbestimmung im internen Marketing

Aufbauend auf der Situationsanalyse gilt es Ziele zu definieren, welche einen Orientierungsrahmen für die Konkretisierung der Projektziele bieten. Es muss sichergestellt sein, dass Zielkohärenz oder zumindest Zielneutralität mit anderen Zielen des Unternehmens besteht [14].

Wie oben aufgeführt sind in einem Institut für Pathologie zunächst die aktuellen Verhältnisse zu erfassen und in Kenntnis der eigenen Stärken und Schwächen im Kontext des externen Umfeldes eine Strategie zur Erreichung der Ziele zu formulieren. Oberstes Ziel eines jeden Unternehmens ist sicher die Gewinnerzielung. Dieses Ziel lässt sich nun nicht unmittelbar auf medizinische Versorgungseinrichtungen übertragen, da hier primär die Wiederherstellung bzw. Aufrechterhaltung der Gesundheit im Vordergrund stehen und ökonomische Gesichtspunkte zweitrangig sein sollten. Aufgrund des zunehmenden Kostendruckes im deutschen Gesundheitssystem wird jedoch eine zumindest kostenneutrale Betreibung einer medizinischen Versorgungseinrichtung immer wichtiger. Neben ökonomischen Interessen müssen die formulierten Ziele eines Instituts für Pathologie daher auch im Interesse des Kostenträgers oder des Gesamtklinikverbundes sein. In der Regel wird es um eine Steigerung der Fallzahlen, eine Verkürzung der Zeit bis zur endgültigen Diagnosestellung, oder um die Optimierung der Befundqualität gehen. Insbesondere die beiden letztgenannten Ziele profitieren von einer verbesserten Servicekultur. Diese Ziele sind auch sowohl im Interesse von Kostenträgern als auch Einsendern, da höhere Fallzahlen meist auch kosteneffektivere Arbeitsprozesse bedeuten und eine verkürzte Zeit bis zur Diagnosestellung auch den immer kürzer werdenden Liegezeiten von Patienten gerecht wird. Zudem hat eine generelle Steigerung der Befundqualität eine zentrale Bedeutung in einer Gesundheitseinrichtung bzw. einem Klinikverbund, da letzten Endes jeder Therapieerfolg primär von der richtigen Diagnose abhängt.

---

[13] Vgl. Warth, A., 2010b
[14] Vgl. Bea, F. X. / Scheurer, S. / Hesselmann, S., 2008. S. 110ff.

In Zeiten von Kostenerstattung auf der Basis von „diagnosis related groups" sind Fehldiagnosen und daraus resultierende Fehlbehandlungen mit entsprechend prolongierten Liegezeiten nicht nur im Interesse der Patienten, sondern auch aus ökonomischer Sicht möglichst zu vermeiden.

Eine Etablierung und Optimierung der Servicequalität bedeutet jedoch auch für die Mitarbeiter eine höhere Arbeitsbelastung, zunächst ohne persönlichen Nutzen. Es muss daher geprüft werden, wie diese Ziele mit den Interessen der Mitarbeiter in Einklang zu bringen sind. Zur Förderung der Motivation und der Akzeptanz neuer Projekte bieten sich u.a. eine bessere Bezahlung, Prämiensysteme, Wunschdienstpläne, Freizeitausgleich, frühzeitig genehmigte Urlaubsansprüche, interne und externe Weiterbildungsmaßnahmen, Übertragung von mehr Verantwortung oder eine allgemeine Verbesserung der Arbeitsbedingungen an.

Zusammenfassend gilt es also, die definierten Ziele in institutsinterne Prozesse zu übertragen, den Mitarbeitern in geeigneter Weise zu vermitteln und parallel dazu motivations- und zufriedenheitssteigernde Maßnahmen mit dem Projekt zu verknüpfen.

3.2.3 Segmentierung der Mitarbeiter

Eine klassische Zielgruppenbildung nach unternehmensexternem Muster ist für ein internes Marketingkonzept nicht tragfähig. Vielmehr sollte eine Segmentierung nach Art, Umfang und Inhalt der eingesetzten Instrumente erfolgen.

In einem Institut für Pathologie arbeiten neben den Ärzten (Pathologen), welche im Wesentlichen die Diagnosen erstellen, noch medizinisch-technische Assistenten, welche die gesamte Gewebe- und Schnittprozessierung nach initialer Selektion relevanter Gewebeanteile durch einen Pathologen durchführen. Daneben gibt es eine ganze Reihe von Unterstützungsprozessen durch z.B. Hausmeister, Boten, das Sekretariat, die Pforte, die Verwaltung inklusive Rechnungswesen als auch die elektronische Datenverarbeitung. Neben unterschiedlichen Alters- und Bildungsstrukturen müssen daher auch die Verschiedenartigkeiten der jeweiligen Arbeitsplätze und Tätigkeiten berücksichtigt werden. Eine reine Segmentierung nach Zielgruppen würde zu kurz greifen, insbesondere, da die verschiedenen Arbeitsabläufe in einem Institut für Pathologie bis zur abschließenden Diagnoseübermittlung an den Einsender eng miteinander verknüpft sind und regelhaft ineinander greifen [15]. Bei den definierten Projektzielen muss also genau analysiert werden, welcher Arbeitsschritt welche Auswirkung hat, welche Mitarbeiter in welchem Umfang daran beteiligt sind und mit welchem Instrument eine Verbesserung für Einsender und Mitarbeiter zu erreichen ist. Da sich in einer medizinisch-diagnostischen Versorgungseinrichtung Umstrukturierungen bzw. Optimierungen in der Regel an Prozessabläufen orientieren, welche unterschiedliche Mitarbeiter involvieren, erscheint im Rahmen einer Projektimplementierung daher eine Segmentierung nach Prozessen am sinnvollsten zu sein. Die angewandten Instrumente (z.B. Weiterbildungsmaßnahmen) müssen hierbei ggf. die unterschiedlichen Fähigkeiten der Mitarbeiter berücksichtigen.

3.2.4 Strategiebestimmung

Neben einem langfristigen Verhaltensplan zur Unterstützung der Zielerreichung umfasst die Strategiebestimmung insbesondere Art, Umfang und Inhalt der eingesetzten Instrumente [16].

Wesentliche strategische Gesichtspunkte zur Entwicklung und Aufrecht-erhaltung einer Servicekultur in einem Institut für Pathologie umfassen sowohl die Vermittlung der Einsenderanforderungen an die Mitarbeiter als auch jedem Mitarbeiter bewusst zu machen, welchen Anteil er persönlich an den jeweiligen Prozessen hat und in welchem Umfang er selbst zur Zufriedenheit der Einsender beitragen kann. Hinzu kommen strukturelle Maßnahmen und die Vermittlung des notwendigen Wissens, welches zur Umsetzung des Projektes erforderlich ist. Um ein dauerhaftes serviceorientiertes Verhalten der Mitarbeiter zu fördern, muss neben initialen Maßnahmen zur Implementierung des Projektes (z.B. Kick-Off-Meeting) ein System geschaffen werden, welches eine stetige Verbesserung aller Prozesse zum Ziel hat. Nahezu in Perfektion wird dies z.B. durch die Konzepte des Kaizen oder des kontinuierlichen

---

[15] Vgl. Warth, A., 2010b. S. 16
[16] Vgl. Haller, S., 2010. S. 55ff.

Verbesserungsprozesses erreicht [17]. Hierbei muss jedoch sichergestellt werden, dass die möglicherweise im Zeitablauf sich verändernden Einsender-anforderungen erfasst und entsprechend in das System integriert werden. Für ein Institut für Pathologie ist ggf. auch ein Qualitätsmanagementsystem, z.B. nach DIN EN ISO 9001:2008[18], ausreichend. In Kombination mit einem Prämiensystem oder Incentives bei kontinuierlich guter Befundqualität wäre auch die notwendige Mitarbeitermotivation zu erreichen. Durch die in der Regel externe Evaluation bzw. Akkreditierung von Qualitätsmanagementsystemen ist eine objektive Sichtweise gewährleistet.

3.2.5 Budgetbestimmung

Nach Fixierung einer Strategie zur Zielerreichung ist ein Budgetplan für die Maßnahmen im Rahmen des internen Marketings erforderlich. Auch wenn Erfolgsgrößen hier nur unzureichend quantifizierbar sind, setzt die konsequente Etablierung eine angemessene, zielgerechte Ressourcenallokation voraus [19].
In einem Institut für Pathologie sind bei der Projektimplementierung strukturelle Maßnahmen zur Verbesserung der Servicequalität wohl die größten Kostenpunkte, da es sich hierbei meist um speziell für diesen eher kleinen Sektor angefertigte Gerätschaften handelt. Weitere größere Kostenpunkte sind Mitarbeiterschulungen und -qualifizierungsmaßnahmen, ggf. auch Gehalts-erhöhungen, Prämien, Incentives oder auch Neueinstellungen. Laufende Kosten zur Aufrechterhaltung einer Servicekultur sind schwierig zu kalkulieren und sollten daher frühzeitig und regelmäßig erfasst und auf ihre Notwendigkeit bzw. ihren Nutzen hin hin überprüft werden. Der Budgeplan ist unter Berücksichtigung institutsinterner Gewinne bzw. Zuschüsse durch die Klinikumsleitung zu erstellen.

---

[17] Vgl. Brunner, F. J., 2008
[18] Vgl. Pfitzinger, E., 2009
[19] Vgl. Bea, F. X. / Scheurer, S. / Hesselmann, S., 2008. S. 201ff.

3.2.6 Maßnahmenplanung

Ausgehend von der strategischen Planung des internen Marketings muss eine operative Planung zur Maßnahmenumsetzung erfolgen. Vor dem Hintergrund der aktuellen Unternehmenssituation sowie der angestrebten Ziele müssen Maßnahmen des Marketing- und Personalmanagements festgelegt werden, welche die Integration der Kunden- und Mitarbeiterorientierung effizient unterstützen [20].

Zur Vermittlung und allgemeinen Akzeptanz der Einsenderanforderungen und zur Frage, wie Prozesse entsprechend optimiert werden können, eignen sich z.b. Kick-Off-Meetings mit allen Mitarbeitern und einer Präsentation der Konzepte durch die ärztliche Leitung (bzw. der Einsenderanforderungen ggf. durch die Einsender selbst) und gemeinsamer Diskussion unklarer Punkte bei der geplanten Umsetzung. Wichtig ist hierbei möglichst schon initial Ängste und Unklarheiten bezüglich der persönlichen Betroffenheit der Mitarbeiter durch das Projekt zu vermeiden und ihnen ihre Bedeutung innerhalb der einzelnen Prozesse bis zur Diagnoseerstellung zu verdeutlichen. Hilfreich ist sicher auch, wenn sich Mitarbeiter die Situation der Einsender direkt vor Ort anschauen können, da so in Kenntnis der jeweils anderen Arbeitsbedingungen das Verständnis füreinander erhöht wird und die Prozesse spezifischer aufeinander abgestimmt werden können. Zudem wird für die Mitarbeiter so ersichtlich, welche unmittelbare Auswirkung die erstellte Diagnose auf den Einsender bzw. den Patienten hat. Die Maßnahmen müssen gewährleisten, dass alle Mitarbeiter bestmöglich über die Projektziele aufgeklärt sind und für die Umsetzung optimal qualifiziert werden. Strukturelle Maßnahmen umfassen alle technischen Möglichkeiten, welche einerseits den Bedürfnissen der Mitarbeiter entgegen kommen und damit motivationssteigernde Wirkung haben und andererseits die Servicequalität erhöhen. Zu Berücksichtigen sind hier z.B. auf die Mitarbeiteranforderungen abgestimmt Arbeitsplatzbedingungen (z.B. ergonomisch, geräuscharm, hell etc.), die Bereitstellung qualitativ hochwertiger und sicherer Arbeitsmittel (Skalpelle, Gerätschaften zur Gewebeprozessierung, Mikroskope, Computer, diagnostisch notwendige Literatur), geregelte Arbeitszeiten mit ausreichend Erholungsphasen als auch entsprechende

---

[20] Vgl. Bea, F. X. / Scheurer, S. / Hesselmann, S., 2008. S.249ff.

Unterstützungsprozesse wie z.B. eine einfach zu bedienende Software zur Patientenerfassung, Befundberichterstellung und Befundübermittlung an die Einsender.

3.2.7 Implementierung

Eng verbunden mit der Maßnahmenplanung sind die Fragen der konkreten Implementierung des internen Marketings. Es müssen konkrete Handlungen initiiert werden, um die Umwandlung des Konzeptes in aktionsfähige Aufgaben zu gewährleisten.

Eine Grundbedingung für die Implementierung von internem Marketing zur Förderung einer Servicekultur in einem Institut für Pathologie ist zunächst die Verpflichtung der ärztlichen Leitung bzw. der Klinikleitung zu diesem Konzept (Phase 1). Hinzu kommt die Vermittlung des Konzeptes an die Mitarbeiter (Phase 2) und die Vermittlung des erforderlichen Know-Hows zur Umsetzung des Konzeptes (Phase 3). Abschließend muss eine Verpflichtung der Mitarbeiter zu diesem Konzept erfolgen (Phase 4).

3.2.8 Erfolgskontrolle

Zur qualifizierten Beurteilung der Wirksamkeit von Strategie und Maßnahmen ist die abschließende Erfolgskontrolle ein zentraler Bestandteil der Planungsphase. Die Erfolgskontrolle muss Auskunft darüber geben, ob die Zielsetzungen des Konzeptes erreicht wurden und ob der hierfür getätigte Mitteleinsatz gerechtfertig war. Auch Kontrollen während des Projektablaufs sollten diesbezüglich regelmäßig erfolgen, z.B. jeweils nach Erreichen vorher definierter Meilensteine [21].

Zur Messung der erfolgreichen Implementierung einer Servicekultur in einem Institut für Pathologie muss letzten Endes die Zufriedenheit der Einsender als auch die Zufriedenheit der Mitarbeiter als Maßstab dienen. Diese müssen daher in regelmäßigen Abständen, z.B. durch Fragebögen oder direkte Gespräche, erfasst und in Relation zu den unternommenen Maßnahmen bewertet werden.

---

[21] Vgl. Bea, F. X. / Scheurer, S. / Hesselmann, S., 2008. S. 277ff.

Danach sollte eine Betrachtung in Relation zu den entstandenen bzw. laufenden Kosten durch die Maßnahmen erfolgen. Die Implementierung des internen Marketingkonzeptes kann demnach nur dann als erfolgreich gewertet werden, wenn die Zufriedenheit beider Anspruchsgruppen gestiegen ist und die Maßnahmen aus ökonomischer Sicht im Verhältnis dazu vertretbar sind.

3.3 Implementierung von internem Marketing zur Entwicklung und Aufrechterhaltung einer Servicekultur in einer medizinisch-diagnostischen Versorgungseinrichtung: Projektablaufplan

Neben einer bereits weiter oben ausgeführten Planungsphase erfordert die Implementierung des internen Marketingkonzeptes einen vollständigen Plan, welcher die jeweiligen Phasen des Projektes in einen sinnvollen, auf die einzelnen Teilaspekte hin ausgerichteten raumzeitlichen Ablauf bringt. Ein entsprechender Projektablaufplan gliedert sich klassisch in die folgenden Schritte [22]:

1. Interne und externe Situationsanalyse.
2. Strategische Planung des internen Marketings.
3. Operative Planung des internen Marketings.
4. Implementierung des internen Marketings.
   - Verpflichtung des Managements.
   - Kick-Off Meeting (Interaktion Management mit Führungskräfte).
   - Sicherstellung der Akzeptanz durch Kommunikation.
   - Vermittlung des erforderlichen Know-Hows.
5. Kontrolle des internen Marketings.

Der besseren Übersichtlichkeit halber soll der sich aus dem Projektstrukturplan ergebende Projektablaufplan zur Implementierung des internen Marketing-konzeptes in einem Institut für Pathologie in Form einer grafischen Darstellung (Abbildung 3) erfolgen.

---

[22] Vgl. Bruhn, M., 1999. S. 15ff.

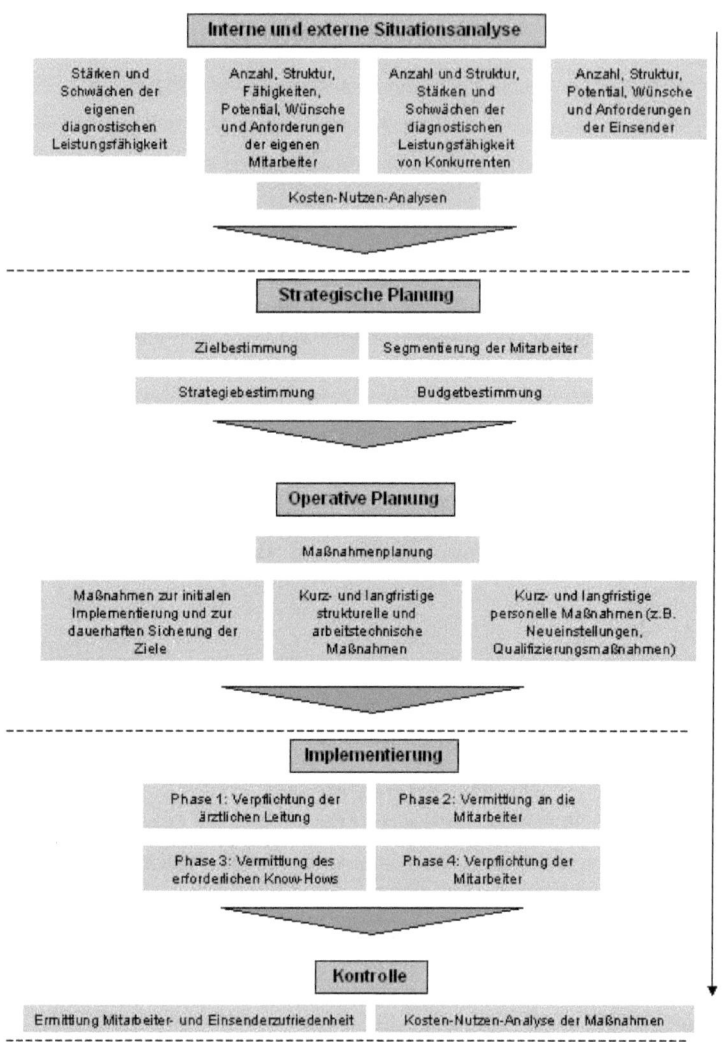

Abb. 3: Projektablaufplan zur Implementierung des internen Marketings in einer medizinisch-diagnostischen Versorgungseinrichtung. Die horizontalen Linien entsprechen sinnvollen Meilensteinen innerhalb des Projektablaufs.

4. Internes Marketing in medizinisch-diagnostischen Versorgungs-einrichtungen: Möglichkeiten und Grenzen eines kunden- und mitarbeiterorientierten Wettbewerbsfaktors

Im Rahmen der vorliegenden Arbeit erfolgte die theoretische Implementierung von internem Marketing zur Etablierung und Aufrechterhaltung einer Servicekultur in medizinisch-diagnostischen Versorgungseinrichtungen. Das Konzept wurde unter Berücksichtigung eines Projektstruktur- und eines Projektablaufplans beispielhaft auf ein Institut für Pathologie übertragen. Es zeigt sich, dass internes Marketing aufgrund des Dienstleistungscharakters eines Instituts für Pathologie nicht nur sehr gut auf gegebene Strukturen anwendbar ist, sondern auch ein erfolgversprechendes Instrument darstellt, um in Zeiten des steigenden Kosten- und Wettbewerbsdruckes im Gesund-heitswesen zukunftsfähige Strukturen im Sinne eines integrierten Managements zu schaffen. So wird nicht zuletzt durch die Implementierung des internen Marketings deutlich, dass der Fokus im Management moderner medizinischer Versorgungseinrichtungen sowohl auf den Interessen der Einsender bzw. Patienten als auch der Mitarbeiter gerichtet werden muss. Erst eine gemeinsame, integrierte Sichtweise aller Anspruchsgruppen führt langfristig zu prozess- und qualitätsoptimierten Strukturen, um den Veränderungen im Gesundheitswesen erfolgreich zu begegnen [23]. Das Konzept trägt somit einerseits dem zunehmenden Wettbewerb um Patienten und deren Ansprüche Rechnung, stellt aber in Zeiten des bestehenden bzw. prognostizierten Ärztemangels in Deutschland [24] auch ein Instrument dar, um langfristig zufriedenen und motivierte Mitarbeiter für die jeweilige Versorgungseinrichtung zu gewinnen und langfristig zu binden. Der wichtigste Beitrag, den die Marketingabteilung eines Unternehmens leisten kann, besteht darin, auf besonders geschickte Weise jedermann im Unternehmen dazu zu bringen, Marketing so zu praktizieren, wie es sein sollte – nämlich kundenorientiert [25]. Dies gilt auch für ein modernes Krankenhausmarketing.

Bei der Implementierung von Managementkonzepten wie dem internen Marketing ist jedoch auch mit Problemen zu rechnen, welche sowohl vor der Implementierungsphase als auch nach bereits erfolgter Etablierung beachtet

---

[23] Vgl. Warth, A., 2010b
[24] Vgl. Müller, C.-H., 2010
[25] Vgl. Berry, L. L., 1986. S.47ff.

werden müssen [26]. Barrieren bei der Umsetzung sind einerseits inhaltlich-konzeptioneller Art, wenn die Notwendigkeit der Kunden- und Mitarbeiter-orientierung nicht in ausreichendem Maße erkannt wird, zu wenig Kommunikation zwischen Management (ärztlicher Leitung) und den Mitarbeitern stattfindet, oder die bereits etablierten Instrumente des Personal- und Marketingmanagements als ausreichen betrachtet werden. Weiter gilt es organisatorisch-strukturelle Barrieren bei der Implementierung zu beachten. Diese umfassen eine zu enge Bindung einzelner Mitarbeiter an bereits vorhandenen Marketing- oder Personalabteilungen (Macht- und Abteilungs-denken), ungenaue Zuständigkeiten (fehlen konkreter Verantwortung) sowie das Streben nach einer zu großen und / oder zu schnellen Lösung anstatt eines kontinuierlichen Prozesses. Schlussendlich können auch personell-kulturelle Barrieren der Implementierung von internem Marketing im Wege stehen. Hierbei sind etwaige fachliche Defizite (Schulungsmaßnahmen) als auch emotional-psychische Defizite von Mitarbeitern (schwer zu beheben) zu berücksichtigen. Häufig entstehen auch Ängste durch mangelnde Vorbereitung und Information über bzw. Unkenntnis der persönlichen Betroffenheit der einzelnen Mitarbeiter durch das Projekte einer erfolgreichen Etablierung von internem Marketing im Wege. Erwartete Schwierigkeiten sollten jedoch die Umsetzung des Projektes mit Blick auf die Gesamtsituation im deutschen Gesundheitssystem nicht infrage stellen, denn „es ist nicht gesagt, dass es besser wird, wenn es aber besser werden soll, muss es anders werden" [27].

Zuletzt darf nicht vergessen werden, dass Managementkonzepte primär in Wirtschaftsunternehmen entstehen und auf die dort vorherrschenden Verhältnissen ausgerichtet sind. Ein Transfer spezifisch ausgewählter Methoden in medizinische Versorgungseinrichtungen ist prinzipiell möglich und erscheint in vielen Fälle auch sinnvoll. Dies sollte jedoch unter der Maßgabe geschehen, dass im Resultat primär die Patienten und / oder die Mitarbeiter davon profitieren und nicht rein ökonomische Interessen im Vordergrund stehen. Das Konzept des internen Marketings erscheint jedoch durch seine synchrone Mitarbeiter- und Kundenorientierung als ein vielversprechendes Instrument, um prozessorientiert Zufriedenheit und Motivation unter den Mitarbeiter zu generieren, die Qualität zu steigern und damit letzten Endes auch

---

[26] Vgl. Bruhn, M., 1995. S. 381ff.
[27] Georg Christoph Lichtenberg, deutscher Physiker und Schriftsteller (1742-1799)

den nicht zu leugnenden ökonomischen Anforderungen medizinischer Versorgungseinrichtungen gerecht zu werden. Dass dieses Konzept bzw. „Medical Marketing" generell erfolgreich in medizinischen Versorgungseinrichtungen implementiert werden kann, wurde bereits gezeigt [28].

5. Zusammenfassung

In der vorliegenden Arbeit erfolgt ein theoretischer Praxistransfer zur Implementierung des internen Marketingkonzeptes in eine medizinisch-diagnostische Versorgungseinrichtung am Beispiel eines Instituts für Pathologie. Ziel ist hierbei die Entwicklung und Aufrechterhaltung einer Servicekultur gegenüber den Einsendern, stellvertretend für die Interessen der Patienten. Internes Marketing ist aufgrund des Dienstleistungscharakters medizinisch-diagnostischer Versorgungseinrichtungen nicht nur sehr gut auf gegebene Strukturen anwendbar, sondern stellt auch ein erfolgversprechendes Instrument dar, um in Zeiten des steigenden Kosten- und Wettbewerbsdruckes im deutschen Gesundheitssystem zukunftsfähige Strukturen im Sinne eines integrierten Managements zu schaffen. Durch die synchrone Mitarbeiter- und Kundenorientierung des Konzeptes können einerseits Prozesse bezüglich Qualität und Effizienz optimiert, andererseits aber auch zufriedene und qualifizierte Mitarbeiter gewonnen werden. Da der Wettbewerb im Gesundheitssystem zukünftig wohl im Wesentlichen qualitätsorientiert gesteuert sein wird, wird das Konzept damit letzten Endes auch den zunehmenden ökonomischen Anforderungen an medizinische Versorgungseinrichtungen gerecht. Nur qualifizierte und zufriedene Mitarbeiter sind auch in der Lage qualitativ hochwertig Gesundheitsleistungen zu erbringen, an welchen sich zumindest Patienten mit Wahlmöglichkeit orientieren werden. Denn Qualität ist und bleibt die beste Werbung – auch für Gesundheitseinrichtungen.

---

[28] Vgl. Ennker, J. / Pietrowski, D., 2009

6. Literaturverzeichnis

Bea, F. X. / Scheuer, S. / Hesselmann, S.: Projektmanagement. Lucius und Lucius. Stuttgart, 2008.

Berry, L. L.: Big ideas in Service Marketing. Journal of Consumer Marketing. 3(2): 47-51, 1986.

Bruhn, M.: Internes Marketing. Integration der Kunden- und Mitarbeiterorientierung. Grundlagen, Implementierung, Praxisbeispiele. 2. Auflage. Gabler. Wiesbaden, 1999.

Brunner, F. J.: Japanische Erfolgskonzepte. KAIZEN, KVP, Lean Product Management, Total Productive Maintenance, Shopfloor Management, Toyota Production Management. Carl Hanser. München/Wien, 2008.

Burgess, D. F.: Is trade liberalisation in the service sector in the national interest? Oxford Economic Papers. 47 (1): 60-78, 1995.

Ennker, J. / Pietrowski, D.: Krankenhaus-Marketing. Ein Wegweiser aus ärztlicher Perspektive. Steinkopff. Heidelberg, 2009.

Haller, S.: Dienstleistungsmanagement. Grundlagen – Konzepte - Instrumente. 4., aktualisierte Auflage. Gabler. Wiesbaden, 2010.

Müller, C.-H.: Ärztemangel: Was tun, wenn der Nachwuchs ausbleibt? Deutsches Ärzteblatt. 107(22). A-1099 / B-970 / C-958, 2010.

Pfitzinger, E.: DIN EN ISO 9001:2008: Vorgehensmodell zur Implementierung eines Qualitätsmanagementsystems. 2. vollständig überarbeitete Auflage. Beuth. Berlin, 2009.

Piercy, N. / Morgan, N.: Internal marketing. Making marketing happen. Marketing Intelligence and Planning. 8 (1): 4-6, 1990.

Stauss, B. / Schulze, H. S.: Internes Marketing. Marketing ZFP. 12 (3): 149-158, 1990.

Warth, A.: Demografischer Wandel und die Gesundheit für Generationen. Eine Auseinandersetzung zu den bevorstehenden Zukunftsaufgaben im Gesundheitswesen unter Berücksichtigung der zahlreichen Besonderheiten, die das Gesundheitswesen prägen und die Funktionsfähigkeit von Markt- und Wettbewerbsprozessen derzeit beeinträchtigen. Grin. München, 2009.

Warth, A.: Grundzüge moderner Versorgungsformen im Gesundheitswesen unter den Bedingungen des GKV-Modernisierungsgesetzes (2004) und des GKV-Wettbewerbsstärkungsgesetzes (2007). Eine Darstellung vor dem Hintergrund der Intentionen des Gesetzgebers hinsichtlich der Überwindung der sektoralen Grenzen in der Gesundheitsversorgung. Grin. München, 2010a.

Warth, A.: Das St. Galler Management-Konzept im Praxistransfer einer medizinisch-diagnostischen Versorgungseinrichtung. Eine Analyse von Planungs- und Managementsystemen anhand der Führungsebenen des normativen, strategischen und operativen Managements. Grin. München, 2010b.